CONSIDÉRATIONS SUR L'HYGIÈNE

DANS

LA NEURASTHÉNIE

PAR

Jules ROUBION

DOCTEUR EN MÉDECINE

MONTPELLIER
IMPRIMERIE GUSTAVE FIRMIN, MONTANE ET SICARDI
Rue Ferdinand-Fabre et quai du Verdanson
1905

CONSIDÉRATIONS SUR L'HYGIÈNE

DANS

LA NEURASTHÉNIE

PAR

Jules ROUBION

DOCTEUR EN MÉDECINE

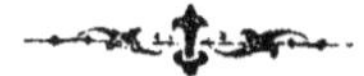

MONTPELLIER

IMPRIMERIE GUSTAVE FIRMIN, MONTANE ET SICARDI

Rue Ferdinand-Fabre et quai du Verdanson

1905

A la mémoire de mon père

A ma mère

J ROUBION.

Sur le point de terminer mes études médicales, il est un devoir auquel je ne saurais me soustraire et dont la douce obligation, pleine de charme pour moi, veut que j'adresse ici l'hommage de ma reconnaissance et de ma vive amitié à tous ceux qui m'ont manifesté une bienveillance et porté un intérêt parfois des plus touchants.

Il m'est doux de citer plus particulièrement :

Mon frère Ernest Roubion, dont la fraternelle amitié souffrit de toutes mes peines et triompha de toutes mes joies.

M. J. Thierry, l'ami parmi les amis, et sa famille dont le foyer fut si souvent mon foyer.

M. le professeur Dubois, de Berne, à qui l'hommage de ma profonde reconnaissance ne sera qu'un faible témoignage de mon admiration.

M. Louis Arnaud, et sa famille, dont la bienveillante hospitalité et la touchante sympathie me donna si souvent un doux réconfort.

M. Louis Manuel, qui sut si bien parfois chasser de sa gaîté mes tristesses d'antan.

M. le professeur Grasset, qui a daigné accepter la présidence de cette thèse et dont le sympathique accueil me fut un si puissant encouragement.

Ses assesseurs, MM. les professeurs Ducamp, Brousse, Vedel.

Mes Maîtres.

Mes Parents.

Mes Camarades.

CONSIDÉRATIONS SUR L'HYGIÈNE

DANS

LA NEURASTHÉNIE

I

Au cours des études de médecine dont la soutenance de cette thèse doit marquer la dernière étape officielle, bien des abouliques, bien des névropathes, tant à l'hopital que dans les diverses stations minérales ou hydrothérapiques que j'ai fréquentées, ont attiré mon attention par le dégoût auquel presque tous finissent par en arriver pour les diverses indications et les prescriptions d'hygiène physique même les plus simples. D'autres, au contraire, attachent à une futilité thérapeutique une valeur et une importance hors de toutes proportions avec la réalité des faits. Quelques-uns enfin, éprouvant pour certaines prescriptions de l'hygiène la plus physiologique, une répulsion inexplicable, en arrivent à considérer comme hygiéniques pour eux, en vertu, disent-ils, de leur tempérament, l'alimentation ou l'exercice le plus manifestement nuisibles et s'abandonnent à une intoxication ou à un genre de vie, qui quoi qu'on en ait, semblent leur produire au premier abord des effets plutôt favorables.

Que retenir dans toutes ces contradictions ? Que reconnaître dans tout ce chaos ? L'un ne peut dormir un instant, dit-il, si le soir, il a pris la moindre tasse de café, l'autre, au contraire, ne saurait s'en passer et angoissé par cette privation, passe sa nuit dans l'agitation. Où est donc la vérité ?

A Berne, à l'hôtel, des neurasthéniques qui, parfois depuis de longues années déjà ont promené leur neurasthénie à travers l'Europe à la poursuite d'une guérison qu'ils espéraient trouver dans l'observation des régimes les plus variés, vivent de la table commune et sans se soumettre à la moindre hygiène spéciale, obtiennent, sous la direction de M. le professeur Dubois, des résultats qui, ils le disent eux-mêmes, tiennent presque du miracle.

C'est qu'il y a chez le neurasthénique un état mental très particulier et qui n'a jamais échappé à l'observation la plus rudimentaire. En présence de cet état mental, quelles sont donc les conséquences des prescriptions de l'hygiène physique ?

C'est cette question qui m'a tenté.

Je ne me dissimule pas tout ce qu'il y a, au premier abord, de prétentieux pour un jeune étudiant à vouloir aborder et traiter avec peut-être trop d'ardeur un sujet aussi complexe et aussi plein de difficultés. Je n'ignore pas toute la valeur d'une expérience et d'une réflexion que la maturité de l'âge est peut-être seule à donner ; une tête grisonnante prête toujours quelque chose de son prestige aux idées qu'elle conçoit et je n'hésite pas à croire que, plus tard, jetant les yeux sur ce premier travail, je n'aie sur les lèvres un petit sourire railleur pour ce fruit vert de ma jeunesse. Mais je sais aussi quelle est la bienveillante sollicitude de mes maîtres vénérés et je ne doute pas de leur indulgence quand ils sauront que ceci est une confession qui n'a même pas la prétention d'apporter le moindre grain de sable à l'édifice scientifique.

II

Rien n'est nouveau sous le soleil, pas même la neurasthénie, et notre génération néo siècle n'a même pas le triste privilège d'être la première à connaître la chose, si du moins le nom n'en était pas formulé. En 1827, Barras, dans son *Traité des gastralgies*, en faisait un tableau clinique tout à fait magistral et auquel nous n'avons pour ainsi dire rien ajouté. Quoique la citation en soit un peu longue, elle mérite d'être reproduite parce qu'elle dépeint à ce point tout l'élément psychique de la neurasthénie que rien n'y a pu être changé, bien que trois quarts de siècle se soient écoulés depuis le jour où elles furent écrites.

« L'affection morale qui se développe ordinairement avec les symptômes physiques des gastro-entéralgies et qui ne cesse de faire des progrès avec eux, devient plus profonde quand elles sont arrivées à leur troisième degré : à cette époque, les malades ont le regard effrayé, ils cherchent à découvrir ce que leur médecin et leurs amis pensent de leur état ; leur physionomie est inquiète, elle s'épanouit néanmoins à quelques paroles d'espoir et de consolation : mais elle prend l'empreinte de la terreur si quelqu'un a l'imprudence de leur dire qu'ils maigrissent, qu'ils paraissent atteints d'une maladie grave, ou toute autre chose alarmante : la moindre contrariété les met en colère ou leur cause un grand chagrin ; leurs passions sont lentes ou vives, et poussées quelquefois à l'extrême ; ils sont tristes, moroses, ennuyés, découragés, dégoûtés de la vie ou effrayés de la mort : on a vu cependant des militaires, qui, dans cette position, l'affrontaient avec un courage qu'ils n'avaient point en bonne santé. Les gastralgiques hypocondriaques sont assiégés de craintes chimériques et de terreurs paniques de toute espèce ; ils montrent de l'inconstance, de l'irrésolution et des idées mobiles sur tout ce qui est étranger à leur maladie, tandis qu'ils ont une sorte de délire et des idées fixes sur cet objet : timides à l'excès, ils s'isolent de la société et fuient le monde : ils se méfient d'eux-mêmes autant que des autres, et appréhendent de faire des choses qu'ils faisaient hardiment autrefois : continuellement occupés de leur estomac, ils s'effraient au plus petit malaise qu'ils ressentent sur cette partie : ils s'abandonnent aux soins les plus minutieux, les plus puérils, sur le choix et la préparation de leurs aliments, et les apprêtent quelquefois eux-mêmes ; malgré ces précautions, ils craignent de manger et cette crainte peut être portée au point de se laisser presque mourir de faim... Intimement persuadés d'avoir une maladie mortelle, les hypocondriaques ne peuvent éloigner cette idée : l'amitié n'a plus pour eux les mêmes charmes : ils deviennent plus ou moins égoïstes et plus ou moins indifférents pour les personnes et les choses qu'ils affectionnaient le plus : leurs facultés mentales sont tellement affaiblies qu'ils ne peuvent se livrer à aucun travail intellectuel, ni même soutenir une longue conversation, si ce n'est dans certains cas où ces facultés sont exaltées et les idées plus claires que dans l'état normal. » (1)

Il n'entre pas dans le cadre de notre plan de rechercher

---

(1) Barras. — *Traité des Gastralgies et Entéralgies.*

si ces phénomènes psychiques, si bien décrits par Barras, sont la cause ou l'effet de la maladie ; quelque intéressant que soit ce problème, nous n'avons pas à rechercher ici la pathogénie de la neurasthénie. Mais, quoi qu'il en soit, et quels que puissent être ces troubles physiques de la neurasthénie, quelles que puissent être ses conséquences organiques et les divers symptômes matériels qu'elle présente ; que ces troubles soient intestinaux, ce qui est à ce point fréquent que beaucoup les considèrent comme la cause ; gastriques, ce qui se voit encore si souvent, que Barras appelait gastralgie ce que nous appelons aujourd'hui neurasthénie ; génitaux, ce qui constitue une variété clinique encore assez répandue ; cardiaques, sensoriels ou autres; il y a incontestablement dans la neurasthénie un état mental, psychique si l'on préfère, qui n'a pas échappé à l'observation la plus vulgaire, à ce point que beaucoup de gens, tout à fait étrangers à la médecine pourtant, semblent ne voir dans le neurasthénique qu'un individu à caractère grincheux, irrésolu, versatile, impulsif, en un mot peu sociable.

Etant donné cet état d'âme, quelle sera l'influence d'une prescription d'hygiène physique sur un neurasthénique ?

« Si nous prenons, dit M. Ribot (1), un homme adulte, sain, d'intelligence moyenne, le mécanisme ordinaire de sa vie mentale consiste en un va-et-vient perpétuel d'événements intérieurs, en un défilé de sensations, de sentiments, d'idées et d'images qui s'associent ou se repoussent suivant certaines lois. A proprement parler, ce n'est pas, comme on l'a dit souvent, une chaîne, une série, mais plutôt une irradiation en plusieurs sens et dans plusieurs couches, un agrégat mobile qui se fait, se défait et se refait incessamment. »

---

(1) *Psychologie de l'attention.*

C'est ce « mécanisme ordinaire de la vie mentale », c'est ce « va-et-vient perpétuel d'événements intérieurs », c'est ce « défilé de sensations, de sentiments, d'idées et d'images » qui est troublé, dans la neurasthénie. Son mécanisme n'est plus celui de l'état normal. Au lieu d'associer ses idées, ses images, ses sensations, ses sentiments suivant les lois ordinaires, suivant les règles d'une saine logique, le neurasthénique les associe de telle manière que l'on peut dire que l'illogisme en est presque la règle exclusive. Déductions fausses, syllogisme boiteux, conclusions hâtives, il n'en manque pour ainsi dire jamais l'occasion. *Post hoc, propter hoc* est une règle à laquelle il se soumet presque toujours aveuglément.

La superstition est une chose banale dans la neurasthénie : l'un a la ferme conviction que s'il est malade aujourd'hui c'est qu'en se couchant hier soir, il a mis ses chaussures de travers au pied de son lit, et le voilà qui, régulièrement surveillera tous les soirs avec une précision mathématique la position de sommeil de ses pantoufles ; un autre, pour peu qu'on lui ait parlé d'hypnotisme, est convaincu que le voisinage de telle ou telle personne lui est funeste, et le voilà lancé dans la phobie du regard ; un autre encore, certain que s'il a été mieux portant un jour, c'est qu'il a fait la veille au soir une promenade d'un quart d'heure, s'astreint à sortir tous les soirs par n'importe quel temps ; celui-ci, enfin, convaincu qu'il a les réactions d'un véritable baromètre, épie à l'horizon la formation du moindre nuage et surveille avec une scrupuleuse exactitude les directions de la girouette ; et c'est la vie même des neurasthéniques, on peut dire qu'il n'y en a pas un qui soit exempt de cette superstition qui les pousse à éliminer peu à peu de leur repas tel ou tel aliment.

Et chacun d'eux croit faire de l'hygiène. Hygiène, c'est s'interdire les plats les plus désirés ; hygiène, c'est prévoir les influences atmosphériques ; hygiène, c'est éviter les contacts pénibles ; hygiène enfin, aligner tous les soirs ses souliers dans une géométrie savante.

Et aucun d'eux ne veut s'apercevoir que faire ainsi cette prétendue hygiène, c'est cultiver ce qu'il appelle son tempérament ; aucun ne veut s'avouer que se soumettre ainsi docilement à sa maladie, c'est la dorloter et non la guérir ; aucun ne veut comprendre que faire chaque jour ces constatations, c'est étendre le champ de sa maladie, c'est l'appliquer à tout, c'est lui donner chaque fois plus d'occasions de se manifester et de reparaître. On n'atrophie pas un muscle en l'exerçant, on ne détruit pas une neurasthénie en la cultivant.

Notre tempérament, c'est l'équivalent organique de ce qu'est notre caractère à notre vie psychique et les constatations de notre expérience quotidienne constituent une des voies par lesquelles se transforment, se modifient ou se consolident à la fois notre caractère et notre tempérament.

Avec de tels procédés de formation, comment le tempérament et le caractère du neurasthénique ne seraient-ils pas pervertis ? Et, en effet, ce n'est pas seulement dans les lois de sa formation que cet « agrégat », cette résultante qui constitue notre personnalité est troublé, il l'est aussi dans sa constitution elle-même. Quoi d'étonnant alors à ce que les relations constatées se reproduisent et en arrivent dans un automatisme inconscient à se renouveler chaque jour avec plus de précision et plus d'acuité.

Lorsque nous voulons nous souvenir d'un fait, le fixer dans notre mémoire, quel est le procédé que nous employons ? Nous associons le fait qui nous intéresse avec des idées qui s'y rapportent plus ou moins ; nous lui donnons des connexions très variables et d'intensités diverses, mais très réelles pourtant, avec d'autres faits ; nous établissons autour de lui des relations de cause à effet, nous en faisons le point de départ d'un syllogisme, d'une déduction. Non content de ces associations entre idées, nous y ajoutons des associations d'images que nous superposons plus ou moins, que nous sérions non seulement dans l'espace, mais dans le temps. Mieux encore, et c'est là le point essentiel, nous associons des sensations entre elles, nous groupons en une masse plus ou moins homogène une série de sensations, de sentiments, d'états affectifs en un mot. Enfin, pour mieux graver encore dans notre mémoire cet ensemble, pour classer ce dossier de renseignements, pour l'étiqueter, nous y mettons un mot, et ce mot sera comme le bouton électrique dont la seule pression éclairera toutes les lumières de notre mémoire.

Jusque dans les faits les plus vulgaires de notre vie quotidienne, c'est ainsi que nous procédons. A qui de nous n'est-il pas arrivé de regarder sa montre et de ne pas pouvoir dire quelle heure il est aussitôt après, alors qu'elle est à peine replacée dans le gousset ? C'est que pour nous souvenir de la sensation que nous avons eue, il ne suffit pas de l'avoir reçue, il faut l'avoir constatée, il faut que notre attention s'y soit attachée, que l'image de la position des aiguilles sur le cadran se soit fixée dans notre mémoire, que nous nous soyons plus ou moins consciemment rendu compte de l'espace de temps qui nous sépare d'un fait déjà accompli ou d'un autre à accomplir.

C'est là un fait qui se reproduit plusieurs fois par jour pour chacun de nous ; mais nous n'agissons pas autrement dans des circonstances beaucoup plus rares et beaucoup plus compliquées : le processus psychologique est d'une complexité plus grande et plus en rapport avec le fait qui l'a provoqué, mais n'en est pas moins le même.

Je passais un jour en excursion près d'une campagne d'aspect solitaire et désolé. J'étais muni ou plutôt chargé d'un volumineux paquet qui pesait sur mon épaule. Le vent, un mistral froid et pénétrant, une de ces bises du Nord qui semblent avoir une habileté toute spéciale pour s'infiltrer à travers les plus solides boutonnières, soufflait en rafales, soulevant sur le sentier les feuilles mortes, tourbillonnant la poussière aveuglante d'une fin d'été. Tout à coup, d'un buisson que je frôlais déjà et où il s'était mis à l'abri, un énorme chien, l'air hargneux et féroce, les dents en croc, sort en hurlant de toute sa gueule et faisant à mes mollets une grimace des moins sympathiques ; il faisait front vers moi, ne reculant qu'à petits pas devant mon bâton, rasant la muraille et décidé, semblait-il, à profiter du moindre mouvement qui ne serait pas pour moi un mouvement de défense. Ah ! quelle sinistre impression j'ai ressentie en cette campagne de Moulinguet.

Et toutes les fois qu'aujourd'hui je repasse en cet endroit, toutes les fois que je revois cette muraille, il monte en moi cette sensation pénible de ce chien, pourtant mort depuis, qui hurlait à mes trousses : le frisson que le vent et la peur provoquaient se réveille en moi ; j'éprouve sur ma peau le picotement de la poussière que les tourbillons me jetaient à la figure ; la courroie de mon sac pèse encore sur mon épaule et je me surprends à boutonner ma veste contre la rafale.

Même en ce moment, même aujourd'hui que, tranquillement assis devant mon bureau, près d'une cheminée qui flambe, les pieds dans mes pantoufles, je n'ai sur mon épaule aucune pesante courroie, ni dans ma chambre aucun courant d'air, le nom seul de Moulinguet éveille en moi quelque chose de cette anxiété et de cette douleur que j'y ressentis : il est l'étiquette sous laquelle j'ai enregistré cette souffrance, et lorsque l'hyperesthésie psychique de la neurasthénie pesait encore sur moi de toute sa rigueur, c'était à l'évocation de ce seul nom un douloureux frisson qui passait dans mon âme pour y déchaîner une tristesse dont la fin n'était jamais fixée et qui colorait de sa teinte mélancolique toutes les pensées de ce jour.

Car, qui nous dira les limites de cet automatisme qui crée au fond de notre conscience cette couche profonde et fertile que dans notre ignorance de sa constitution intime, nous appelons l'instinct, l'inconscient, termes aussi vagues que notre connaissance elle-même ? Qui me dira quelle est la cause pour laquelle, subitement, au milieu d'une occupation pourtant des plus absorbantes, je me lève tout d'un coup pour aller à l'autre bout de la maison fermer à clef un tiroir, crocheter une fenêtre dont la lumière m'est cependant, à première vue, indifférente, ou faire tout autre acte complètement étranger à mon travail ?

« On n'a pas assez tenu compte, dit M. Ribot, du rôle des états affectifs comme cause cachée d'un grand nombre d'associations. Plus d'une fois, il arrive qu'une idée en évoque une autre, non en vertu d'une ressemblance qui leur serait commune en tant que représentation, mais parce qu'il y a un même fait affectif qui les enveloppe et qui les réunit. » (1) C'est en effet une cause cachée, une cause inconsciente de notre joie ou de notre tristesse que ces associations automatiques de sensations et parce que la douleur qui résulte de cet entraînement, de ce groupement inconscient d'idées et de sensations apparaît seul dans la lumière de notre conscience, il ne s'ensuit nullement qu'il n'en soit pas la cause.

« Je ne me suis pas aperçu de la sensation initiale, je n'ai pas vu se produire le fait qui a été la cause de ma douleur, et vous me dites que c'est seulement la pensée que j'attache à cette sensation et à ce fait qui produit ma douleur. Cela est impossible. D'ailleurs, si cela était vrai, il suffirait que je me sois dit que j'en serais heureux pour ne pas en souffrir, il suffirait que je me dise que la choucroûte est savoureuse pour

(1) *Psychologie de l'attention.*

pouvoir la digérer. » Tous les neurasthéniques font des raisonnements de ce genre, et c'est à cette psychologie très simpliste qu'ils en sont réduits. Pour qu'une idée nous détermine dans notre santé il ne suffit pas qu'elle soit comprise, il faut qu'elle soit sentie ; la vérité d'une idée n'a aucune influence sur nous si nous n'en sommes que convaincus ; il est nécessaire que nous en soyons persuadés. Ils ont faussé tous leurs automatismes, ils ont établi sur le trajet de leurs réflexes des vides, des trous béants, et ils sont surpris que leurs organes ne réagissent plus normalement aux diverses excitations, et les voilà alors, au nom de l'hygiène, cultivant encore leurs propres faiblesses et suivant des régimes plus souvent nuisibles qu'efficaces.

« Je n'ai su que le lendemain, dit le neurasthénique, qu'il y avait de l'oignon dans le plat que je n'ai pas pu digérer la veille ; ce n'est donc pas parce que je me suis imaginé que cela me ferait mal que j'ai été malade. » Cet argument lui paraît irrésistible, et personne, en effet, ne trouve autour de lui rien à y répondre.

Mais, monsieur, en admettant même que ce soit l'oignon qui vous ait rendu malade, en supposant qu'aucune autre cause plus ou moins consciente ne soit venue vous détraquer, en le rendant lui seul responsable de tout, rien ne prouve que ce ne soit pas votre imagination qui soit la cause première de votre mal. Vous n'avez pas la conscience absolue de tous les réflexes de votre organisme. Dans les conclusions trop hâtives que vous avez faites autrefois, vous avez associé cette sensation de l'oignon avec des multitudes d'autres sensations de plénitude d'estomac, de dilatation gastrique, de nausées, même de douleurs de tête, et parce que vous n'avez pas perçu la sensation originelle de ce réveil du groupe, parce que votre conscience n'a pas eu la notion immédiate, complète lumineuse, palpable, de la première sensation, il ne s'ensuit pas qu'elle n'en ait pas été le point de départ et que la faute n'en remonte pas à vos constatations anciennes qui ont associé d'une façon aussi déplorable ces sensations.

« L'éducation est l'art de faire passer le conscient dans l'inconscient » (1). N'avez vous pas fait, depuis les nombreuses années que vous écoutez vos sensations, l'éducation de vos organes ? D'une phobie consciente vous avez fini par faire une phobie inconsciente, automatique, et l'on pourrait dire que votre estomac déteste l'oignon sans que votre pensée s'en aperçoive, comme les doigts du pianiste bien éduqué vont sur les touches du piano sans que les yeux les regardent.

Et dans un dernier mouvement, comme dans une dernière forteresse où son irresponsabilité se réfugie, le neurasthénique répond que ce ne sont pas seulement des sensations subjectives, des douleurs sans matérialité, sans traductions organiques, puisque son suc gastrique est diminué, il le sait, il l'a fait constater après des repas d'épreuve minutieusement dosés. Il est pauvre en acide chlorhydrique, ses ferments sont diminués, la muqueuse de son estomac est atonique, ses muscles gastriques sont paresseux, que sais-je encore ?

Il est excusable de parler ainsi, le malheureux : mais pourtant serait-il bien difficile de lui répondre qu'il n'y a rien d'étonnant à ce qu'un mécanisme ainsi troublé à son origine ait des conséquences désastreuses. Eh quoi ! le réflexe de la sécrétion gastrique est un réflexe comme les autres : s'il y a dans son parcours un obstacle, une déviation, une morbidité, comment pourrait-il être bon dans ses résultats ? Vous avez créé par vos constatations anciennes des automatismes qui l'ont faussé : vous avez accumulé dans votre inconscient des centres d'inhibition qui ont laissé la route libre à toutes les

---

(1) Dr G. Lebon — *Psychologie de l'éducation.*

influences pénibles et douloureuses, et arrêté au contraire tout ce qui pouvait vous donner de la vigueur et de la force. Docile à ce que vous appelez les indications de votre tempérament, vous avez reculé chaque fois qu'une difficulté s'est présentée ; sous prétexte de repos, vous avez fui le moindre effort ; qu'y a-t-il d'extraordinaire à ce que vos organes suivent docilement la route que vous leur avez ouverte et soient victimes des inhibitions que vous leur avez créées ?

Car il ne faut pas perdre de vue l'importance de ce phénomène. « L'inhibition a servi dès le début à caractériser un fait physiologique découvert fortuitement et en opposition avec les lois de l'activité nerveuse connues et professées à cette époque. Au moment de la découverte des phénomènes d'inhibition, il était admis, à titre de loi générale, que toute excitation devait forcément s'accompagner d'une manifestation réactionnelle. Un jour, par hasard, en irritant l'une des branches de nerf pneumo-gastrique sectionné, les frères Weber constatèrent une cessation des mouvements du cœur. Ils eurent le grand mérite et le rare bonheur de comprendre immédiatement la portée de ce fait, en complet désaccord avec les données courantes, et, grâce à eux, l'inhibition acquérait d'emblée droit de cité dans la science. Des découvertes ultérieures vinrent progressivement généraliser cette propriété du système nerveux, et on admet aujourd'hui que l'inhibition, cette sorte d'interférence physiologique, est un des modes réguliers de l'activité neurologique. Les excitations nerveuses peuvent donc se neutraliser comme il leur arrive de se renforcer. Les ondes nerveuses sont susceptibles de s'interférer tout comme les ondes lumineuses. A leur puissance d'excitation, les centres joignent donc un pouvoir coercitif, qui en est comme la contre-partie... L'incitation à tendance volitionnelle peut rencontrer dans la série des cycles qu'elle traverse des influences inhibitrices » (1). Et cette puissance d'inhibition n'est pas seulement une puissance de la vie purement végétative. Nous n'avons qu'un système nerveux et il n'y a qu'une façon de fonctionner pour ce système nerveux. Le degré de conscience qui s'attache à chacune de ses fonctions n'est pas un élément différentiel entre elles. Du cerveau, du centre de la pensée plus ou moins consciente partent des excitations multiples qui ne sont pas toujours exclusivement des puissances de renforcement, elles peuvent être aussi des puissances d'inhibition.

Eh bien ! le neurasthénique semble prendre à tâche de déséquilibrer dans sa pensée les attributions de chacune de ces deux puissances. Par ses phobies, par ses timidités, par ses superstitions, on dirait qu'il s'attache à créer des centres d'inhibitions hostiles au fonctionnement régulier et normal de ses organes. Une impression de gène et de lassitude trouve dans son système nerveux un écho qui la transforme tout de suite en une sensation d'épuisement et de douleur. Celle-ci laisse à ses organes et à ses automatismes un souvenir dont la répétition aura d'autant plus de facilités et de conséquences qu'il aura été plus vigoureusement associé avec d'autres manifestations. Ce sera alors un nouvel obstacle à l'accomplissement physiologique d'un acte parfois tout à fait insignifiant

Au contraire, tous les points d'appui d'où pourraient partir les influences normalement inhibitrices semblent supprimés, anéantis ; la moindre excitation venant de la périphérie ou éveillée par le processus de la réflexion se multiplie à l'infini par les apports que l'émotion met à sa disposition ; elle semble ne plus rencontrer devant elle aucune puissance inhibitrice. La moindre fermentation intestinale est une source de réflexes

---

(1) Dallemagne. — *Physiologie de la volonté.*

qui restent sans importance et sans détermination chez l'individu normal parce qu'ils sont neutralisés par les influences inhibitrices d'origine médullaire ou cérébrale, tandis que chez le névropathe, cette source de réflexes trouve au contraire une multitude de tendances qui la renforcent et la soutiennent, lui tracent une voie où la détermination ne demande qu'à s'élancer. Tous les souvenirs de la mémoire, toutes les déductions de la pensée, toutes les puissances du sentiment se sont efforcés de fausser les centres inhibiteurs, les créant là où ils ne les faudrait pas, annihilant ceux qui sont nécessaires, organisant en un mot l'anarchie la plus complète, la plus absolue. La présence dans l'estomac d'un aliment qui devrait exciter la vigoureuse sécrétion d'un suc gastrique excellent, ne soulève dans le trajet du réflexe qui produirait cette conséquence qu'inhibitions malveillantes et funestes ; au contraire, la route est ouverte toute grande du côté des réactions excessives, et le neurasthénique qui a dans son intestin une fermentation insignifiante, une intoxication des plus légères, réagit contre elles avec l'exagération d'un empoisonnement formidable : aucun centre d'arrêt ne se présente alors, aucune inhibition ne vient à son secours, et c'est pour la moindre pelure d'oignon des vomissements et une diarrhée dont l'intoxication typhique elle-même aurait à peine le droit d'être cause.

Pratiquement, il a raison de se fâcher, le neurasthénique à qui ses amis disent qu'il s'imagine être malade : il y a évidemment là quelque chose de blessant, et c'est surtout cette sorte de mépris dédaigneux et de conclusion agressive que l'on met dans cette affirmation qui la rend pénible : mais scientifiquement, il pourrait se dire qu'il y a quelque chose de vrai en elle. Si ce n'est dans le domaine de la conscience, du moins dans son inconscient, quelque chose est troublé, et il pourrait, dégageant sa responsabilité, répondre avec raison au médecin qui le secoue : « Si c'est mon imagination qui est malade, guérissez mon imagination. » Il ne suffit pas de désirer changer pour le pouvoir. On peut ce que l'on veut, soit ; mais, comme le dit fort bien M. Lévy, « à deux conditions : la première, c'est de ne vouloir que ce qui est possible : la seconde, c'est de savoir vouloir. » (1)

Or, pour pouvoir changer son imagination, il faut savoir quels en sont les éléments, quelles en sont les causes, de quelles conditions elle est le résultat.

Les associations d'idées, les superpositions d'images, les groupements de sensations enregistrées plus ou moins consciemment par la mémoire en sont un des éléments : mais ils ne sont pas tout. Saurons-nous même jamais quels sont tous ces éléments ? Sans vouloir espérer de vaines chimères, peut-être pourrons-nous quelque jour savoir avec plus de précision en quoi consiste cette mémoire de l'affectivité, en dehors de l'état affectif isolé, cette mémoire de la douleur ou de la joie indépendante de la sensation douloureuse ou agréable elle-même, ce ressouvenir de la sensibilité pure qui produit en nous ces sortes de gaîté heureuse ou de sombre hypocondrie que l'on a appelées avec juste raison la joie ou le mal de vivre.

Car ce n'est pas avec la réalité de l'heure présente que le malheureux hypocondriaque construit ses angoisses et ses douloureuses tristesses d'avenir, c'est avec la vague réminiscence des souffrances d'hier qu'il colore sa vision de demain. Lorsque, confortablement installé sur une chaise longue où le cloue l'épuisante obligation du repos en face d'un paysage des plus radieux, à l'ombre d'un château où tout ne cherche qu'à lui être agréable, le neurasthénique millionnaire rumine

---

(1) *Education rationnelle de la volonté, son emploi thérapeutique*

son désespoir, rien ne le fait souffrir ; il lui serait impossible de dire en quel point est sa douleur, et pourtant il monte du fond de son être jusque dans sa conscience une vague mais profonde sensation de douleur, d'angoisse et de tristesse qui ne trouve nulle part sa matérialité, qui ne peut s'expliquer elle-même, mais qui se sent et s'impose avec une force irrésistible.

C'est que toutes les sensations douloureuses d'autrefois ont laissé la trace non seulement d'elles mêmes, mais de la douleur qui les a accompagnées, de même que nous sentons la couleur rouge sans avoir la sensation de tous les objets rouges que nous avons vus, de même nous sentons la douleur sans avoir la sensation de toutes les choses douloureuses que nous avons supportées. « Ainsi, dit M. Ribot, le rêve que l'amoureux esquisse intérieurement pour la satisfaction de ses désirs est une construction imaginative, faite ordinairement d'émotions représentées, d'images sensorielles et érotiques. L'hypocondriaque brode un roman maladif où les vagues réminiscences des sensations organiques, les nuances et variations de douleur sont les éléments dont il compose le tableau de sa future détresse. » (1)

Et voilà que parce qu'il a souffert jadis, le neurasthénique ne peut pas comprendre un avenir où il ne souffrira plus. Il ne trouve plus en lui-même que des sources de tristesse et d'angoisse ; tout dans sa conscience comme dans son inconscient est teinté de cette lugubre couleur, aucun point d'appui ne peut donner à son âme, c'est-à-dire à l'ensemble de ses facultés, un élément qui ne soit pas une souffrance. Comment alors pourrait-il avoir une douce confiance dans l'avenir :

(1) Ribot. — *Logique des sentiments*

comment pourrait-il échafauder les palais dorés de l'espérance ? Il n'a à sa disposition dautres matériaux que l'argile noire et fétide de la douleur. S'il veut espérer, il faudrait qu'il pût se décider à le faire contre toute évidence, ou du moins contre tout ce qui lui paraît évidence.

III

Pour donner au neurasthénique l'espérance dont il a si grand besoin, il ne suffit pas de le soumettre à un régime aussi varié que complexe, il ne suffit pas de lui remettre une longue prescription dans laquelle aucune minute de sa journée ne lui est laissée pour penser à autre chose qu'à lui-même, où aucun pas, aucun geste, aucune des petites cérémonies quotidiennes de l'existence ne soit imprévu.

Certes, il est tout à fait illogique de dire à un aboulique de soulever des montagnes, il serait parfaitement ridicule de dire à un individu dont les muscles sont dans l'atonie et le relâchement les plus complets de soulever à bras tendus des haltères de vingt kilos. C'est même une des contradictions les plus fréquentes du régime et de l'hygiène. A tel pauvre garçon dont tout le monde dit : « Il sera toujours un fatigué », on recommande la gymnastique, les haltères, les marches à pied dosées et mesurées, il est vrai, avec minutie, mais fatigantes tout de même. Voyez ce grand garçon qui s'avance hésitant, appuyé sur le bras de sa mère comme sur un appui indispensable, il a une sorte de demi-vertige qui lui permet à peine de marcher ; de temps en temps, il est obligé de garder la chambre, parfois même le lit ; des nausées fréquentes, des vomissements sont souvent la conséquence de cet état vertigineux. Ne serait-il pas sottise pure de vouloir l'astreindre à une promenade quotidienne qui l'épuise chaque jour davantage sous prétexte de l'aguerrir ? Toutes les fois qu'il est debout, il a le vertige ; vouloir l'obliger à se tenir debout pour s'y habituer est aussi sot que vouloir l'obliger à rester couché toute sa vie. Que faire alors ? Eh ! parbleu, le guérir de la cause qui lui donne le vertige, c'est là le seul véritable but que doive se proposer la thérapeutique.

Cet autre ne peut faire dix pas sans avoir aussitôt des lourdeurs dans les jambes, même des douleurs dans toutes ses attaches musculaires, des sensations de brûlure dans ses articulations ; s'il se met en tête de vouloir soulever le moindre poids, s'il cherche à réaliser le moindre travail, il ressent aussitôt dans la nuque, dans la région lombaire, des pesanteurs et des névralgies qui le torturent. Et vous voulez l'obliger, sous prétexte d'hygiène, à faire chaque jour une gymnastique dont vous-même, pourtant bien portant, ne pourriez supporter la régularité et l'effort prolongé !

Celui-ci éprouve à la moindre lecture des picotements dans les yeux, des phénomènes de diplopie, la simple attention fixée sur le plus petit article de journal lui donne la lourde sensation d'un casque pesant écrasé sur sa tête ; et vous voulez qu'il reprenne son travail, ses études, ses affaires, vous voudriez le voir aller à ses occupations, satisfaire à toutes les exigences de son métier : cela c'est évidemment souhaiter qu'il soit guéri, mais ce n'est pas le guérir.

Celui-là, enfin, obsédé par la pensée génitale, passe sa vie à contempler ses organes, ne peut rencontrer une vespasienne sans aller voir s'il a toujours sa petite blennhorrée, dorlotte son scrotum dans des suspensoirs plus ouatés les uns que les autres : tourmenté par la phobie de l'impuissance, il passe sa vie à regarder d'un œil d'envie les couples joyeux, ou considérés comme tels, qui remplissent nos trottoirs, et lorsque, désespéré de sa situation, il vient demander un conseil, il s'entend dire : « Je voudrais que vous alliez remplir votre devoir d'époux ou tenter une expérience dans un taudis plus ou moins hospitalier : n'abusez pas, certes, mais allez-y donc. » — « Eh ! Monsieur, répond-il, je ne demanderais pas mieux, mais je ne puis pas, j'ai déjà essayé, je suis resté sur le champ de bataille, meurtri, fourbu, sans avoir pu seulement sonner la charge. »

Je sais bien que la plupart des médecins n'en agissent pas ainsi et presque tous essayent de consoler leur malade et de lui redonner un courage plus robuste, mais il est encore bien des établissements dits hydrothérapiques où l'idéal est de soumettre le neurasthénique à une discipline extérieure, à une hygiène d'exercice qui va jusqu'à faire ratisser toutes les allées du parc ou scier le bois de la cuisine. Il est rare, sans doute, que cet idéal se réalise pleinement, et c'est fort heureux pour le neurasthénique qui refuse de s'y soumettre.

D'autres fois, sous prétexte de suggestion, on croit bien faire en rudoyant le neurasthénique : hélas, les reproches n'ont jamais appris à quelqu'un la maîtrise de soi et mieux vaut encore l'indifférence que cette sympathie qui secoue. Pourquoi faut-il que l'immense majorité des médecins, que tous ceux qui savent que leur profession est une véritable mission de charité ignorent à ce point cette invisible contagion de la bonté et de l'espérance ! Pourquoi faut-il que se doutant de la puissance de la suggestion, ils ignorent l'art de suggérer !

Très neurasthénique moi-même jadis, je ne pouvais à cette époque boire le moindre verre de bière ou de vin sans être ivre, d'une ivresse aussi triste que douloureuse. « Vous vous l'imaginez » me disait-on souvent et sur la foi de ces affirmations je me laissais aller parfois à boire d'autant plus volontiers que la tentation ne manquait pas en moi et que le plaisir que j'avais à boire était aussi réel que le vertige qui ne manquait pas de suivre.

Combien de braves gens qui s'intéressaient à moi, combien de bons médecins attentifs à ma guérison ne m'ont-ils pas dit : « Il faudrait faire comme tout le monde, il faudrait vivre d'une vie normale et ordinaire, faire un exercice sain quoique modéré, manger une nourriture réconfortante et agréable, continuer vos études et passer vos examens. » — « Certes, leur répondais-je, si je pouvais faire cela je n'hésiterais pas un instant à le faire, pourquoi croyez-vous que je prends plaisir à vivre d'une vie aussi peu rationnelle que celle que je mène ; pourquoi, tandis que tous mes camarades achèvent leurs études, voulez-vous que je reste en arrière par caprice ; pensez-vous qu'il me soit agréable de m'entendre traiter peu charitablement de fainéant, de raté, de fruit sec ? Il faudrait que je mène une existence normale, oui, cela prouverait que je suis guéri, mais cela n'est pas, ne peut pas être un traitement. »

En réalité, ce n'est pas soigner un neurasthénique que de lui dire : faites comme si vous vous portiez bien, et c'est cela que fait l'hygiène, car de deux choses l'une : ou bien elle lui dit de faire un effort pour régler sa vie, ou bien elle lui dit de faire ce qui lui plaît pour éviter toute douleur.

Si elle se décide pour la première de ces solutions, elle demande à un malade de faire comme s'il se portait bien, de faire plus qu'il ne peut, plus qu'il n'a réellement la force de faire et alors ne voit-on pas à quelle impasse on est acculé ? Un homme souffre et on lui demande de faire précisément ce qui le fait souffrir, il se fatigue facilement et on lui donne des occasions multiples de se fatiguer, il digère mal et on le force à digérer malgré sa douleur. C'est l'épuisement qui est le fruit d'un pareil système. Cette hygiène, très rationnelle chez celui qui jouit d'une santé normale, qui peut réparer facilement ses forces par un repos plus ou moins prolongé, mais en rapport avec la fatigue produite, ne peut convenir à un malade, à un souffreteux pour qui la fatigue n'existe que sous la forme d'une douleur. Il faut en effet savoir tenir un compte très rigoureux de la différence qu'il y a entre ces deux symptômes. Une bonne et saine fatigue, celle du laboureur vigoureux qui tranquillement assis le soir sur le seuil de sa porte, savoure la joie d'un repos bien gagné, n'a rien de semblable avec l'épuisement douloureux du neurasthénique qui n'a d'autre cause que celle de n'avoir rien fait. On peut presque dire qu'il n'y a rien de plus réconfortant que la bonne fatigue du travailleur.

Quelle différence n'y a-t-il pas entre cette joie et la profonde tristesse du neurasthénique las de vivre, épuisé par le moindre effort, même par un simple soupir ! L'une est une jouissance, l'autre est une douleur ; leurs résultats seront aussi différents que le sont les causes elles-mêmes. L'exercice qui, en l'état de santé, donnera la joie et la vigueur, ne donnera, en l'état de neurasthénie, que douleur et épuisement.

Il est vrai que si on conseille à un neurasthénique l'exercice, on ajoute aussitôt que cet exercice ne doit pas aller jusqu'à la fatigue, qu'il faut savoir éviter à tout prix l'épuisement et qu'il vaut mieux ne pas suivre la règle prescrite que d'en arriver à cette extrémité. Très bien, mais c'est abandonner alors la première solution, celle qui veut faire faire un effort au neurasthénique pour régler sa vie et se contenter de la seconde, celle qui lui dit de chercher à éviter toute douleur.

Nous sommes alors ramenés à la véritable conception de l'hygiène science négative, comme dit M. Dubois, c'est-à-dire qui indique ce qu'il ne faut pas faire pour ne pas être malade. A vrai dire les indications hygiéniques d'un traitement quel qu'il soit ne devraient jamais sortir de cette limite. Ne pas nuire, voilà le véritable but de l'hygiène et non pas guérir. Indiquer au malade quelles sont les choses qui peuvent lui être nuisibles, éloigner de lui les causes de souffrances et lui permettre de supporter le mal, voilà les seuls services que l'on puisse à bon droit demander à l'hygiène.

Ce n'est déjà pas si mal, dira-t-on, de permettre à un malade de supporter sa douleur, c'est en somme l'améliorer, lui rendre la vie possible, acceptable. — Oui, sans doute, mais ne vaudrait-il pas mieux le guérir. Une retraite en bon ordre vaut mieux qu'une déroute, mais la victoire n'est-elle pas encore meilleure ? Je sais bien que se résigner à souffrir vaut mieux que s'en désespérer, mais ne serait-il pas mieux de s'en guérir ? Si la médecine se contentait toujours de faire supporter sa douleur à un malade — et hélas ! c'est bien souvent à cela qu'elle est réduite — elle n'aurait plus eu qu'à plier bagage après la découverte de la morphine. Soulager c'est bien, il faut s'en contenter quand on ne saurait faire autrement, mais guérir c'est mieux, et nous devons toujours le tenter.

Certes, c'est en somme une méthode très scientifique que celle qui cherche à déterminer les circonstances normales d'une existence propice à une vigoureuse santé. Rechércher les transformations subies sous l'influence des agents extérieurs par les divers milieux et les rouages de notre organisme, établir quelles sont les causes qui peuvent nuire à leur bon fonctionnement, les éviter et produire au contraire celles qui leur sont favorables, c'est là une méthode profondément déterministe, c'est-à-dire pénétrée de la relativité de toutes choses et de la possibilité de produire l'effet en créant la cause.

Aussi il faut être juste, l'hygiène compte de nombreux succès, elle en a même de fort beaux et il serait ingrat de ne pas reconnaître les services qu'elle a rendus dans bien des circonstances parfois même désespérées. Il n'est pas un des nombreux établissements dits hydrothérapiques qui ne compte de résultats dont il puisse à juste titre tirer gloire et profit.

Mais quel est le mécanisme de ces succès ; beaux résultats, soit, mais quelle en est la cause ? Est-elle réellement dans l'application plus ou moins rigoureuse d'un régime ? Est-elle bien dans le fait de permettre à l'organisme de se reposer pour acquérir de nouvelles forces ? Pourquoi alors les nombreux insucrès ? Pourquoi un homme, pourtant solide et vigoureux, bien doué sous tous les rapports, reste-t-il parfois des mois sans pouvoir se remettre d'une insignifiante lassitude nerveuse ou d'un malheureux trouble de sécrétion gastrique ? Cette méthode qui, dans certains cas désespérés, a donné des résultats si inattendus, ne peut même pas le moins alors qu'elle a pu le plus.

C'est que, à vrai dire, il intervient un autre élément que le régime dans ces traitements hygiéniques. Un malade épouvanté des multiples souffrances que lui impose l'ingestion de tel aliment, l'effort de telle promenade ou de tel exercice, finit petit à petit par oublier cette douleur si elle reste longtemps à se représenter à son esprit, l'impression ressentie jadis tend à s'effacer de sa mémoire et ses automatismes eux-mêmes en perdent le souvenir, comme les doigts du meilleur pianiste du monde finissent petit à petit par oublier le chemin des touches du piano s'il reste trop longtemps d'en jouer.

Le temps est notre grand maître et quiconque sait se fier à lui n'a jamais perdu la partie. Il n'est pas un médecin qui indiquant un régime à suivre ose prédire le résultat dans un bref délai ; tout le monde sait qu'il faut le temps pour que réussisse un régime si bien ordonné qu'il puisse être. Or, le temps qu'est-ce, sinon l'oubli ou l'habitude?

Car l'habitude intervient aussi, le malade qui redoutait autrefois avec une anxiété douloureuse la moindre petite excursion finit peu à peu par s'habituer à de plus grandes à force de constater qu'il les supporte. Au neurasthénique qui ne sait pas, qui ne peut pas faire une promenade de cent pas sans se fatiguer, sans éprouver cette poignante lassitude de tous ses muscles, qui est plutôt encore une douleur qu'une vraie lassitude, faites faire une promenade de cinquante pas seulement. Celle-là il sait qu'il peut la faire, il sait qu'elle ne lui produit aucune douleur, il la fait en effet avec entrain et courage. S'il a la constance et l'opiniâtreté nécessaire, s'il n'est pas atteint de cette déplorable versatilité si fréquente dans la neurasthénie il pourra petit à petit allonger chaque jour sa promenade et chaque jour la constatation heureuse de son succès le fortifiera pour le lendemain, il agrandira régulièrement le champ où s'applique son énergie et le temps fera son œuvre, il apprivoisera cette terreur qui répugnait autrefois au moindre effort et ce ne sera plus alors une promenade de cent pas qu'il faudra pour épuiser notre neurasthénique, ce sera un bon kilomètre et même davantage.

Mais que nous voilà loin déjà de l'hygiène, ce n'est plus l'application de ses règles qui nous guide, c'est autre chose que nous faisons là, c'est de l'éducation et non de l'hygiène. S'astreindre à l'hygiène seule, au régime pur et simple, ce serait supporter peut-être son mal, ce ne sera jamais le guérir ; faire une gymnastique de ses facultés, les élargir chaque jour davantage, c'est faire de l'éducation : bien autre chose.

L'hygiène fixe et limite les conditions nécessaires au bon fonctionnement de l'organisme, elle marque les diverses influences convenables à chaque état de santé, elle indique à chacun ce qu'il doit faire pour vivre dans l'harmonie relative de ses facultés avec le monde extérieur. Elle peut soigner, elle ne peut pas guérir. Le lui demander, c'est la faire sortir de son rôle, c'est s'illusionner sur sa puissance.

Aussi, bien douteux sont les résultats qu'on lui attribue, c'est à d'autres qu'à elle qu'il faut en donner le mérite, elle ne saurait les ambitionner, tel n'est pas son rôle. Ceux qui lui demandent des bienfaits dont elle ne saurait réclamer la paternité se trompent étrangement et l'insuccès n'est pas la seule punition de leur erreur, bien souvent l'aggravation de leur mal en est l'unique résultat.

En effet, fixer l'attention d'un neurasthénique sur son hygiène, sur son régime, sur les mille et un petits gestes de sa journée et de ses nuits, c'est fournir un aliment à son obsession, c'est la matérialiser. Il n'a déjà que trop de penchant à s'ausculter, à se palper à tout instant, à cultiver son égoïsme, à ramener tout à lui, à proportionner l'univers à ses propres sensations et à ses forces. L'hygiène légitime cette tendance, elle lui donne une raison d'être, une justification. Sous cette impulsion, l'idée fixe de la maladie s'en va grossissant, recueillant sur son passage toutes les idées et toutes les sensations qu'elle peut accrocher ; l'hygiène les lui fournit d'ailleurs le plus souvent avec complaisance et sous un aspect scientifique qui leur donne une sorte de consécration indiscutable. Toute l'autorité suggestive du médecin s'ajoute encore à la constatation personnelle du malade : « Le médecin m'a dit que cela me faisait mal » ; c'est là pour le neurasthénique un argument aussi sacré que la parole d'évangile pour un croyant.

Il pousse le respect de l'ordonnance jusqu'à la minutie la plus futile, et Barras, qui les connaissait bien, dit : « Les minuties des hypocondriaques s'étendent à tout ce qui se rapporte à eux, et surtout à l'administration des moyens qu'on leur ordonne. D'après un mémoire à consulter, que nous avions reçu d'un officier supérieur en retraite, nous lui conseillâmes des frictions sur les extrémités inférieures. Il nous écrivit une seconde lettre de quatre pages, pour nous demander très sérieusement s'il fallait faire ces frictions de haut en bas ou de bas en haut. » Et chacun peut savoir — la neurasthénie est si vulgaire aujourd'hui — que cet officier en retraite n'est pas une exception, une anomalie, dans le tableau général du neurasthénique. Tout le monde sait quelles graves questions sont pour lui le chiffre de la température de son bain, la durée mathématique du temps de sa douche, la dose rigoureuse de ses potions ou de ses cachets, l'altitude précise de sa station d'été. Ce n'est pas à lui qu'il faut dire : « Prenez garde, une maladie mal soignée au début peut devenir par la suite incurable. » Ce n'est pas à lui qu'il faut recommander de suivre rigoureusement une ordonnance, il a plutôt au contraire de la tendance à en exagérer la rigueur.

Fanatisé par la pensée de son traitement, obsédé par le désir de la guérison, convaincu que c'est dans l'observation étroite de son régime qu'il trouvera le salut, il s'obstine en dépit de tout, avec une persévérance digne d'un meilleur sort, à faire tous les jours sa petite promenade, à soulever méthodiquement à la hauteur voulue des haltères à poids régulièrement progressifs, à s'intoxiquer avec des pillules et des gouttes aussi inutiles que variées. Jusqu'à ce qu'à la fin, s'apercevant de l'inefficacité de ses efforts, désillusionné par l'échec répété de ses espérances successives, il en arrive à détester, avec autant d'horreur qu'il avait mis d'enthousiasme à les suivre, ces ordonnances complexes et multiples.

Et ce n'est pas seulement du médicament qu'il se dégoûte, c'est aussi du médecin lui-même. Il les connaît tous ; il a fait antichambre chez tous les professeurs de toutes les facultés ; il a roulé toute la France, parfois même une partie de l'Europe, aucune célébrité ne lui est inconnue : il renseigne les élèves eux-mêmes sur leurs maîtres ; pas un n'a pu lui indiquer le chemin de la guérison ; l'un lui a conseillé tel traitement qui l'a amélioré pendant quinze jours mais c'est tout ; l'autre lui a fait suivre un régime très rigoureux qui lui a réussi quelque temps, mais n'a changé en rien son état ; un troisième l'a adressé à un établissement hydrothérapique, où il est resté pendant trois mois, où il semblait s'être mis sur la bonne voie, mais d'où il est revenu en fin de compte Gros-Jean comme devant ; on l'a envoyé pendant cinquante jours sur un sommet plus ou moins neigeux de la Suisse, il y a fait une cure d'altitude qui lui réussissait très bien, mais lorsqu'il s'est retrouvé dans les plaines habitables il a recommencé ses mauvaises digestions, ses vertiges, ses céphalées. Et tous lui ont dit les uns après les autres : « Vous guérirez ; vous guérirez. » Il la connaît cette rengaine ; il est inutile que vous essayiez de le duper davantage ; n'en prenez pas la peine ; il est résigné à son sort ; il a un mauvais estomac, c'est une affaire entendue, il le sait ; il sera obligé de ménager ses forces toute son existence ; il a combiné son avenir de façon à pouvoir supporter son mal ; ses ressources quoique modestes lui permettront de vivre ; inutile de lui rédiger une ordonnance, il n'y croit plus ; il boitera toute sa vie de son estomac, comme d'autres boitent de leur jambe, on finit par s'y habituer.

Et c'est là tout le résultat de la thérapeutique par l'hygiène ? Il est impossible dans ces conditions qu'il n'y ait pas eu une erreur ; la neurasthénie vraie est une maladie essentiellement curable même dans ses formes chroniques, de multiples guérisons l'attestent : s'il n'y a, après tant de traitements rigoureusement suivis, qu'un résultat aussi médiocre, c'est qu'il y a eu maldonne soit dans le diagnostic, soit dans l'indication du traitement.

IV

Si l'hygiène physique a de si déplorables inconvénients pour l'état mental des neurasthéniques, si son plus clair résultat est de fixer ainsi l'attention du malade sur ses malaises, sur ses petites imperfections, et d'en fortifier encore l'automatisme ; en un mot, si, à l'encontre des résultats qu'on en attend, elle ne fait, dans bien des cas, qu'entretenir et cultiver un état d'esprit des plus fâcheux, quelle est donc l'hygiène qui convient vraiment au neurasthénique ; quelle est la règle de vie qui lui permettra non seulement de supporter son mal, mais encore, si c'est possible, de faciliter la guérison que d'autres moyens pourront lui donner ?

« Je ne sais, assure Barras, quel moraliste a dit que les causes des maladies nerveuses ne resteraient jamais ignorées si l'on pouvait fouiller dans les replis du cœur humain ; que c'était dans ces replis qu'il fallait aller chercher l'origine d'une foule innombrable de névroses. Les troubles du cœur et les mouvements désordonnés des passions, sont effectivement des sources fécondes en maladies propres au système nerveux, et c'est aux différentes affections morales, non moins qu'aux passions déréglées, qu'il faut attribuer le plus grand nombre de ces maladies. » (1) Il ne nous appartient pas de discuter ici

(1) Barras, *Traité des gastralgies et entéralgies.*

l'exactitude de cette affirmation : approfondir la pathogénie de la neurasthénie et aborder, en somme, le problème fort complexe de la nature du nervosisme serait déborder trop complètement les limites de notre sujet : mais il n'est pas difficile cependant de constater que la façon de sentir, la façon de penser, ont sur le nerveux une action énorme. Les mille et un petits heurts, les plus petites secousses que notre sensibilité et notre intelligence ont à subir tous les jours sont pour eux de grosses histoires, la lecture de telle poésie, l'annonce de telle nouvelle, le retard de telle personne qui doit venir, la vue de tel spectacle un peu impressionnant, la moindre des choses suffisent à provoquer les plus vives douleurs. J'ai vu un jour un neurasthénique suffoquer et perdre presque connaissance en constatant dans l'album qu'il feuilletait une photographie d'amphithéâtre représentant une scène de dissection. Un autre qui avait lu dans la journée : *Pêcheurs d'Islande*, de M. P. Loti, se réveillait la nuit, se demandant si la porte n'allait pas s'ouvrir pour donner passage au pauvre héros. En présence d'un pareil état mental, il est absolument indispensable d'instituer une hygiène morale.

A vrai dire, personne n'en conteste la nécessité, et il n'est pas un ouvrage traitant d'une façon un peu complète l'hygiène de la neurasthénie qui ne pense à consacrer un chapitre à cette question et même à lui accorder une certaine importance : mais la plupart cherchent à instituer un traitement moral, à voir quelle peut être l'influence suggestive de la drogue ou du traitement physique, ou encore on conseille au neurasthénique l'isolement à la campagne, loin des siens, dans un milieu différent de celui où il a l'habitude de vivre ; comme si l'on pouvait, quittant sa famille, quitter aussi son émotivité : comme si l'on pouvait laisser son âme derrière soi : comme si l'on pouvait se fuir soi-même.

Certes vous qui avez trouvé dans votre famille un petit nid

où l'on caresse et où l'on dorlotte toutes vos petites misères ; vous qui avez soumis à la tyrannique loi de votre sensibilité morbide un intérieur que son amour pour vous rend trop docile ; vous qui ne pouvez supporter la voix de ceux qui vous entourent sans tomber dans les plus violentes colères ; vous qui ne pouvez plus voir aller et venir vos enfants sans tressaillir à leur moindre mouvement ; vous qui voulez que votre fillette prenne des pilules parce que vos yeux la voient trop pâle ; vous tous que tracassent l'obsession et l'hyperesthésie, fuyez rapidement de chez vous, délivrez votre famille et délivrez-vous vous-même des mille petits chocs qui vous font sans cesse perdre le Nord. Mais qui pourra dire que c'est là le dernier mot de l'hygiène morale ?

Il n'y a rien d'aussi fréquent que le neurasthénique qui caresse un de ses sens : l'ouïe ou l'odorat sont le plus souvent en cause ; mais le toucher et la vue, pas plus d'ailleurs que le goût, ne sont exempts de dévots esclaves. Combien de fois ne voit-on pas un neurasthénique s'arrêter tout à coup pour contempler un coin de l'horizon où quelques couleurs se jouent de la façon la plus vulgaire ; il caresse sa rétine, il croit pertinemment que ce tableau est vraiment des plus beaux, il vous convie à l'admirer et s'extasie sur la silhouette d'une branche d'arbre, cependant sans la moindre élégance. « Voyez comme ces tons sont ravissants, dit-il. Que notre pays est beau ! Ce petit nuage à l'horizon est vraiment exquis ; je voudrais être peintre pour le fixer à tout jamais sur la toile. » Vous regardez et vous voyez le plus banal de tous les paysages, une ligne sans harmonie, deux ou trois couleurs de tonalités parfois disparates. Décidément, sa rétine est excitée, elle rend plus qu'elle ne devrait normalement rendre. Et par le fait, un quart d'heure après il repasse par là, le coin est toujours le même, rien n'a changé ; mais c'est lui qui a changé, son hyperesthésie oculaire s'est calmée, la nature se révèle à sa conscience telle qu'elle a toujours été ou plutôt telle qu'il aurait toujours dû la voir.

L'oreille donne des sensations peut-être encore plus sujettes à toutes sortes de variations. Tout le monde est chagriné par la surprise éclatante d'un coup de pistolet tiré subitement sur la scène du théâtre à l'acte le plus palpitant : mais que le seul grincement d'une allumette suffise à produire un sursaut violent même à l'instant où on s'y attend, que le plus petit morceau de papier déchiré ou même simplement froissé déchaine toute un longue série de crispations : voilà qui n'est pas précisément normal. Telle jeune fille penchée sur son piano depuis 8 heures du matin jusqu'à 11 heures du soir se croit une vraie musicienne et n'est en réalité qu'une hyperesthésique qui caresse son tympan sans respect pour ceux de ses voisins. Connaissez-vous beaucoup de nerveux qui supportent facilement le grincement d'un vieux couteau dans un mauvais bouchon de liège ?

Combien n'ai-je pas vu de neurasthéniques humer l'air comme de petits chiens cherchant le vent et se demander : « Qu'est-ce que ça sent, ici ? » Il en est qui sont de véritables virtuoses de la narine. Leur amour-propre est froissé lorsque leur odorat se trouve en défaut et n'a pu reconnaître sans erreur le parfum de la poudre de riz du coiffeur.

Le besoin de faire passer sur la langue une excitation agréable n'est pas, bien souvent, pour peu dans les caprices culinaires et les habitudes des neurasthéniques. Il manque à leurs papilles leur petite sensation ordinaire, s'ils ne prennent pas leur café ou leur thé à l'heure habituelle. Mais les variations du goût sont encore plus typiques que ses habitudes : tel nerveux qui ce matin a trouvé cette bouteille de vin exquise la trouve détestable ce soir et maintient qu'on la lui a truquée. Ah ! pauvres cuisinières, que de malheurs vous valent les caprices de notre glosso-pharyngien !

Une piqûre d'épingle est un coup de sabre ; un chiffon de soie que l'on froisse, un oiseau vivant qui palpite et cherche à s'envoler de notre main, quelles horribles tortures que celles-là pour certains neurasthéniques ! Par contre, on passera des heures à glisser sa main sur une pelisse fourrée bien souple et bien chaude, on se dorlottera avec volupté dans ce fauteuil moelleux aux coussins de duvet. Pourquoi le toucher resterait-il en arrière sur les autres sens ? Il lui faut aussi sa part de l'excitabilité générale.

Tant que cette hyperesthésie sensorielle se résume à de légers symptômes on peut *dire* qu'elle n'est pas à proprement parler de la neurasthénie. Tout le monde est plus ou moins soumis à ces variations des sens, mais il est des cas où elles commencent à devenir incompatibles avec une existence normale. Il est impossible de dire quel est le nombre de bougies nécessaires pour qu'une clarté devienne normalement éblouissante ; il est impossible de tracer la limite entre le plaisir de la musique et la religion morbide du piano : l'odeur de la rose vaut mieux que celle de l'*assa fœtida* : dans tous les pays du monde, le bourgogne a plus de bouquet que l'eau de la rivière et la fourrure soyeuse de mon chat est plus agréable à caresser que le menton rugueux d'un vieux cuirassier. Mais cela ne signifie pas qu'il n'est pas maladif de passer sa journée devant un kaléidoscope pour faire jongler sur sa rétine des couleurs chatoyantes, pas plus qu'il n'est bon de remplir ses narines avec les pétales d'une rose, de tourner et retourner dans sa bouche les marrons glacés que l'on regrette d'avaler, de passer des heures à faire vibrer un diapason dans son oreille ou de se caresser longuement la joue avec une plume d'autruche.

Cette culture de la sensibilité, ce n'est pas de l'art, c'est de la masturbation, et il faut savoir s'arrêter dans cette recherche du plaisir, de la sensation voluptueuse. C'est là, pourrait-on dire, le premier chapitre de l'hygiène morale, le chapitre de l'hygiène sensorielle : apprendre à ne sentir que modérément, apprendre à ne pas se caresser.

Et ce n'est pas seulement dans le domaine de la sensibilité sensorielle que doit se faire cette hygiène, c'est aussi et peut-être surtout dans le domaine de cette sensibilité que j'appellerai volontiers *psychique*.

Il est très fréquent de rencontrer dans la neurasthénie une sollicitude exagérée, un amour excessif pour les siens, une bienveillance maladive pour tous ceux qui approchent de près ou de loin le neurasthénique. A quels déchirements, à quelles angoisses ne donne pas lieu le moindre retard, la plus légère infraction à la régularité monotone des jours ordinaires ! Si Monsieur ne peut arriver à midi juste, Madame commence déjà à s'impatienter : à midi moins dix, elle en a déjà le pressentiment; midi et cinq, elle est perdue. C'est que le sentiment éprouvé n'est pas un sentiment normal, il y a en lui une sorte d'hypertrophie qui lui donne un aspect contradictoire, à la fois bon et méchant, plein de sollicitude et pourtant de tyrannie. Combien d'enfants ne sont-ils pas torturés par la bonté de leur mère! Combien d'esprits un peu courageux n'ont-ils été arrêtés dans leur essor par un amour familial qui, sous prétexte de les empêcher de glisser, n'a jamais consenti à les laisser marcher sur le chemin de la vie !

Il est incontestable que le départ pour la campagne, l'isolement loin du milieu familial, où chaque jour cette déviation sentimentale trouve un aliment inépuisable, aura l'avantage de diminuer dans des proportions considérables cette source d'ennuis et d'émotions. Il ne restera plus alors pour les motiver que les lettres attendues avec plus ou moins d'impatience, lues et relues avec plus ou moins d'inquiétude.

Mais il est une chose que le malade emporte avec lui partout où il se trouve : c'est cette déformation de ses sentiments et son goût pour tout ce qui peut caresser cette déformation. Il n'y aura plus ces mille petites circonstances de la vie d'intérieur : il n'y aura plus les inquiétudes aux effets énormes et aux causes infimes : il n'y aura plus les occasions de la famille, et le résultat immédiat en sera une courte amélioration, combien faible souvent, hélas ! et combien passagère !

Bientôt tout le cortège reparaitra, les occasions ne seront plus les mêmes, mais les effets n'auront pas changé. Madame est toujours fière d'être sensible et d'aimer son entourage avec plus de dévouement, croit-elle, que tout le monde : d'être plus pénétrée de toutes les délicatesses et de toutes les poésies. « Quel charme mélancolique s'exhale à la tombée de la nuit sur cette vallée qui s'endort ! Oh ! ne sentez-vous pas toute l'infinie tendresse de cette nature qui s'assoupit ? Le livre que je lis verse dans mon âme un baume de douceur et de rêverie qui me donne un ravissement exquis. »

Et l'on cultive ainsi ses sentiments : on adore le livre qui vous a fait rêver : on caresse sa sensibilité : on s'enorgueillit d'être un être tendre et aimant. « Qu'il est donc vulgaire et rustaud ce paysan qui passe ! Il fait bien dans le tableau de cet endroit ; mais, vraiment, il ne sait pas jouir de son bonheur. »

Eh bien ! non, Madame, c'est lui qui en jouit du vrai bonheur de vivre : c'est lui qui sait trouver la véritable joie lorsqu'il chemine tranquillement sur sa route, sans se soucier de ce que pense la nature qui s'endort, de ce que chante le ruisseau qui coule. Il lui suffit de sentir inconsciemment la délicieuse volupté de ses muscles qui le portent : il lui suffit de siffler sa chanson : il lui suffit de ne pas rêver : il est heureux.

C'est en cultivant ainsi ses sentiments, en les dorlottant avec amour qu'on finit par les dévier, par leur faire rendre des sensations contre nature; c'est en recherchant la volupté qu'on trouve la douleur, et le jour vient, plus tard, où l'on envie au contraire le sort du paysan, où l'on voudrait ne plus sentir, être alone; on rêve alors d'ataraxie. Trop tard, hélas! on a demande à ses nerfs de sentir, on leur a fait subir l'éducation la plus propre à exagérer la sensibilité ; on les a soumis à l'entraînement le plus répété. Ils obéissent à l'ordre qu'on leur a donné ; ils apportent les sensations les plus excessives, même quand on ne leur en demande plus, et, à plus forte raison, quand la moindre circonstance vient provoquer le déclic à l'affût duquel on a exercé leur sagacité.

Non, vraiment, cette hyperesthésie morale n'est pas autre chose qu'un préjugé littéraire. Il faut savoir éprouver de la tristesse, de la douleur à certaines misères, et plus on sait s'apitoyer, plus on est admirable. Plus on sait conserver la fidélité du désespoir, plus on est sensible, en un mot, plus on est poète, et plus on mérite le respect et la considération de tout le monde. A quelle sympathie, à quelle admiration voulez-vous avoir droit si vous ne savez pas contempler avec enthousiasme tel tableau de la nature ! Quel rustre êtes-vous donc si vous ne sentez pas tout le charme d'un chant de désespoir ?

Eh bien ! il faut savoir s'arrêter dans cette culture de ses sentiments, comme il faut savoir s'arrêter dans la culture de ses sensations. Certes, l'art n'est interdit à personne : nul ne peut prétendre que l'idéal soit dans la bestialité ; mais, pour savourer un bon rôti, il n'est pas nécessaire d'en aller jusqu'à lécher le fond de son assiette. C'est là qu'est la véritable bestialité.

Fuir les occasions d'exalter ses sentiments, de cultiver son hyperesthésie, voilà pour le neurasthénique une hygiène plus rationnelle et certainement plus efficace que de peser chaque jour avec une exactitude rigoureuse la quantité de viande, d'œufs ou d'oignons que l'on doit prendre.

Mais la sensibilité n'est pas la seule à avoir besoin d'une hygiène ; l'intelligence réclame aussi sa part d'une surveillance qui ne se relâche pas. Abandonner le neurasthénique à l'ensemble de ses phobies, de ses impulsions, de ses manies, lui fournir même parfois inconsciemment un aliment à ses obsessions et à ses scrupules est un danger que tout le monde comprend, pour ainsi dire, instinctivement, et les gens qui l'entourent ou l'approchent lui conseillent tous avec plus ou moins d'insistance, mais cependant avec unanimité, la nécessité de se distraire, de changer le cours de ses idées, de faire dévier son attention des sujets ordinaires de ses réflexions. On lui recommande d'éviter le surmenage intellectuel et on va même jusqu'à lui prescrire parfois la dose exacte de lecture ou d'écriture qu'il pourra faire chaque jour : on lui interdit de travailler le matin : quelques minutes de travail lui sont seules permises l'après midi : mais le soir, défense de lire après le repas et avant de se mettre au lit, car ce surmenage pourrait nuire au sommeil de la nuit.

Ces règles minutieuses d'hygiène intellectuelle sont rigoureusement prescrites dans la cure de la neurasthénie ; mais c'est surtout une hygiène préventive qu'on leur fait jouer un rôle prépondérant, et il est bien rare qu'on ne place pas leur inobservation dans l'étiologie d'une neurasthénie. Presque toujours le malade lui-même accuse le surmenage qu'il a subi à telle ou telle époque avant sa maladie d'être la cause essentielle de son mal, et, la conclusion qui lui paraît la plus logique, c'est la nécessité du repos.

Sans doute, le surmenage est une source de fatigues qu'il faut éviter ; mais ce que l'on ne considère peut-être pas assez, c'est que la qualité du travail importe plus que sa quantité. MM. Proust et Ballet, dans leur *Hygiène du neurasthénique*, font une distinction essentielle entre les exercices physiques qui ne provoquent pas d'émotion et ceux où le caractère émotionnel est nettement marqué, tels que l'escrime. Il en est de même pour l'hygiène intellectuelle, et c'est avec raison qu'ils disent :

« On peut donc affirmer, selon nous, qu'à de très rares exceptions près, le surmenage intellectuel proprement dit est incapable d'engendrer une neurasthénie persistante, si toutefois les tares héréditaires ou les passions dépressives ne viennent pas, comme il arrive le plus souvent, ajouter leur influence fâcheuse à l'excès du travail intellectuel. Les passions dépressives constituent, en effet, pour les centres nerveux une source de fatigues, une cause d'usure bien autrement puissante que le travail cérébral... Le travail cérébral qui surmène et épuise est celui qu'accompagnent le souci du lendemain, la préoccupation vive d'un but à atteindre, la crainte d'un insuccès ou d'un échec, qu'il s'agisse d'affaires industrielles ou commerciales où est engagée la fortune, d'un examen ou d'un concours d'où dépend l'avenir. En pareille circonstance le rôle du labeur proprement dit dans la pathogénie de la névrose nous semble être à peu près nul ou au moins très accessoire ; la véritable cause de l'épuisement nerveux, c'est l'inquiétude et l'anxiété au milieu de laquelle ce labeur a été accompli, ce sont les préoccupations morales qui l'ont précédé, accompagné ou suivi. »

C'est, en effet, un fait d'observation quotidienne et pourrait-on dire d'une banalité vulgaire que quelques minutes d'un travail anxieux et pénible épuisent d'une façon autrement grave et durable que de longues heures d'une spéculation scientifique où n'entrent aucune angoisse, aucune contrainte, aucune terreur, en un mot aucun élément émotionnel. Le travail produit de la fatigue, l'émotion produit de la douleur, et si le repos suffit à lui seul, et dans un délai en somme assez court, à réparer une fatigue de travail, il n'est malheureusement pas toujours suffisant pour calmer l'épuisement nerveux qui amène toujours avec elle une fatigue émotionnelle.

En réalité, ce n'est pas le travail qui est la cause de notre fatigue, c'est l'émotion qui est la véritable porte par laquelle entrent en nous la douleur, l'épuisement et la maladie et tout ce qui tend à cultiver, à développer, à caresser l'émotion est un ennemi.

Il faudrait se garder cependant de conclure d'une façon définitive et catégorique. Ici comme partout, la vérité n'est que dans la relativité, et déduire de l'observation des faits que toute émotion doit être bannie de ce monde sous prétexte qu'elle est une source de nervosisme serait une erreur aussi funeste que la conclusion opposée. Il n'en est pas moins vrai que l'hygiène véritable du neurasthénique, celle qui cherche à lui éviter tout épuisement nerveux doit lui interdire la lecture de ces livres à fantasmagories, à terreurs anxieuses, ces élucubrations de cerveaux malades comme les œuvres d'Edgar Poë ou les descriptions de scènes odieuses et révoltantes comme le *Jardin des Supplices*, d'Octave Mirbeau. Jusqu'à quel point les journaux quotidiens qui répandent avec profusion les détails les plus inutiles et les descriptions les plus minutieuses d'actes horribles et de crimes raffinés ne sont-ils pas responsables de nos cauchemars et de nos angoisses nocturnes ? C'est avec les réflexions et les idées de tous les jours que se fait notre âme, c'est avec l'accumulation de tous les matériaux que le monde extérieur nous apporte, sous la forme de sensations et de pensées, que se crée notre personnalité. Si partout où vous levez les yeux vous ne voyez que crimes, suicides, mutilations, désespoir et horreurs, de quelle tranquillité et de quelle sérénité voulez-vous que notre âme soit faite ?

J'ai lu hier matin, dans mon journal, l'histoire copieusement détaillée d'une femme dénaturée qui, lentement et sournoisement, a, pendant plusieurs mois, empoisonné par petites doses son mari. Une autre, pauvre victime d'un amant trop jaloux, a été découpée en morceaux et expédiée dans une ville maritime où son cadavre a été, par lambeaux, jeté dans la mer en une nuit sinistrement noire. Dans la journée, j'ai longuement prêté toute mon attention à la description minutieuse de quelque supplice chinois, où le pauvre patient, livré sans défense à des rats, a senti sa chair s'en aller lambeau par lambeau sous la dent des rongeurs. Le soir venu, entraîné par mon besoin d'émotion, j'ai assisté à la dernière création du *Grand Guignol*, où un pauvre malheureux, affolé par des criminels qui le poursuivent, se réfugie dans une chambre d'hôtel louche et trouve sous son lit un cadavre. Après une pareille journée si bien employée à cultiver en moi l'émotion, puis-je être surpris de n'avoir rêvé cette nuit que cauchemars sinistres et d'avoir été secoué par les angoisses et les terreurs nocturnes les plus variées ?

Hélas ! ce n'est pas seulement en cultivant l'horreur que l'on récolte l'horreur, toute émotion excessive devient nuisible et l'on meurt de joie comme de douleur. Pauvres neurasthéniques que tracasse la torture de l'émotivité, versez dans votre pensée le baume tranquille d'une bonne et sereine comédie de Molière, elle sera pour la plaie dont vous souffrez un pansement plus utile et plus doux que l'angoissante émotion d'un roman d'atrocités ou même l'exaltation poétique d'un Victor Hugo.

Lorsqu'on recommande à un neurasthénique de se distraire, on précise en général très rarement quel est le genre de distraction qui lui convient : aller au théâtre c'est fort bien, mais tous les théâtres ne sont pas bons pour tous les neurasthéniques ni tous les spectacles ne sont pas profitables à leur hygiène morale. Lorsque l'hypocondriaque génital va passer sa soirée dans un café-concert où tout ne pense qu'à ce qui fait précisément le sujet de son obsession, où partout semble s'étaler le culte exclusif du petit spasme qui est l'unique objet de ses désirs, il y a des chances pour qu'il revienne avec une aggravation de son mal à la suite de cette cure de distraction. Il en est de même, quoique d'une façon moins évidente, pour les autres genres de spectacles, et bien des gens qui n'ont cependant que des rapports très vagues et très éloignés avec la neurasthénie ne peuvent aller passer une soirée dans un théâtre quelconque où se déroule une série de spectacles plus ou moins émotionnels, sans éprouver pendant toute la journée du lendemain des névralgies et des céphalées fort désagréables.

A plus forte raison le neurasthénique devra s'interdire toutes ces secousses émotionnelles, lui qui a toujours dans un coin de son cerveau un groupe d'idées, d'opinions, de convictions si faciles à mettre en branle et dont le réveil entraîne toujours à sa suite une multitude de conséquences douloureuses aussi bien organiques que mentales.

Le but, l'unique but de l'hygiène psychique chez le neurasthénique, c'est d'arriver à faire oublier ce groupe d'idées, de convictions ; sans doute, les voyages, les séjours à la campagne, le travail manuel, même l'isolement peuvent parfois arriver à produire des distractions suffisantes et efficaces, mais employés au hasard et d'une façon empirique leurs résultats sont des plus aléatoires et souvent aussi des moins durables.

Aussi est-il nécessaire de savoir faire la discipline de sa pensée. Toutes les idées ne sont pas bonnes à approfondir ni même souvent à effleurer.

Dans un schéma qui s'est imposé par sa saisissante clarté, M. le professeur Grasset a tracé les relations de ce qu'il a appelé le psychisme supérieur, ou centre o, avec le polygone des centres automatiques ou psychisme inférieur. Eh bien ! ce n'est pas sans que le polygone en soit affecté que le centre o du psychisme supérieur peut faire des folies et jongler inconsidérément avec toutes sortes d'idées et de chimères. Il y a des idées qui sont des poisons, et l'on s'intoxique moralement avec peut-être encore plus de facilité qu'on ne le fait physiquement. Il faut exercer notre raison pure et froide à jouer à l'égard de ces toxines morales le rôle que joue le foie à l'égard des toxines physiques : elle doit être le grand laboratoire de notre vie intellectuelle comme il est le grand laboratoire de notre vie animale.

Plus encore que tout autre, le neurasthénique a besoin de cette sentinelle placée à l'entrée du camp retranché de son intelligence et de sa personnalité, plus que tout autre il doit s'astreindre à une discipline sévère qui se refuse à jongler avec sa pensée comme avec ses sensations.

V

Mais cette discipline si indispensable à notre équilibre mental est-elle possible ? Pouvons-nous savoir à l'avance quelle idée nous sera profitable ou funeste, pouvons-nous savoir si telle sensation que tout nous rend agréable cache sous le voile du plaisir l'horreur de la souffrance ?

C'est le grave problème de la liberté qui se pose. Quelle que soit la conclusion qu'on lui donne et en dehors de tous les raisonnements métaphysiques qu'on ait enroulés autour de cette question, il est un fait d'observation, une simple constatation expérimentale, que bien des gens savent ce qu'il faudrait faire mais ne le font pas, ce qu'ils expriment en disant : « *Video meliora, proboque : deteriora sequor.* » Et tranquillement ils se reposent sur ce mol oreiller de paresse qui les dispense de tout effort, de toute tentative sérieuse, au lieu de chercher à penser ce bien assez complètement pour que leur actes en soient déterminés.

Il est vrai cependant que toutes nos tendances, toutes nos convictions, tout notre acquis ancien nous portent vers l'idée qui leur ressemble. C'est avec notre passé que nous organisons notre avenir. « S'il est, dit M. Lévy, une loi évidente, en effet, c'est que tout homme se trouve obligé d'agir suivant ses tendances naturelles, à moins que la raison n'intervienne pour y opposer son véto. Qu'en résulte-t-il ? C'est qu'instinctivement nous cherchons à nous créer une société au sein de laquelle nos tendances puissent fleurir et s'épanouir à leur aise. Dès lors nos défauts s'exagèrent ; nos qualités s'exagèrent elles aussi et risquent fort de devenir défauts à leur tour.

» Ainsi, le nerveux de volonté débile, le neurasthénique, fuit inconsciemment toutes les occasions d'exercer cette volonté, et par là, de lui donner la force qui lui manque. Il aime à s'entourer de nerveux comme lui, qui lui racontent, et, en même temps lui suggèrent toutes leurs misères propres. Il place, en un mot, sa neurasthénie dans le milieu de culture le plus propice qu'elle puisse souhaiter. » (1)

Que faire alors ?

C'est ici qu'intervient le rôle du médecin, et cette ordonnance morale est plus difficile à rédiger que le petit papier avec lequel le malade se précipite chez le pharmacien, convaincu que celui-ci détient au fond de ses flacons une goutte de cette fontaine de Jouvence qui lui rendra à la fois santé, gaieté, intelligence et courage.

Bien peu, il est vrai, se contentent de noircir quelques lignes et de signer ce petit papier : tous, ou presque tous, sentent la nécessité de remonter le courage de leur malade, de donner à son énergie un nouvel élan, mais combien croient que le meilleur moyen de le faire consiste à bousculer ses habitudes, ses convictions et ses tendances. « Secouez-vous donc » semble être leur argument suprême. D'autres y ajoutent, avec la meilleure intention du monde, la raillerie, l'accueil glacial et le reproche, persuadés en toute conscience qu'ils parviendront en maltraitant l'amour-propre à réveiller l'énergie.

Elle se réveille en effet, mais pour maudire, et le malheureux neurasthénique s'en va accablé sous le poids de son re-

(1) L'éducation rationnelle de la volonté ; son emploi thérapeutique.

mords, l'étendue de sa misère lui paraît encore plus noire. Il ne mérite que mépris, reproche et raillerie. Il le sent bien, il le sait, le sentiment de son impuissance et de sa veulerie lui monte à la tête en une bouffée de désespoir et son hypocondrie s'en augmente encore. Et ce sera un grand bien pour lui si cette constatation lui donne le courage de ne plus faire antichambre dans les cabinets des docteurs ou à la porte des cliniques.

Reprocher à quelqu'un de ne pas avoir de volonté ce n'est pas lui en donner, pas plus que le reproche de ne pas être riche ne donne la fortune. Faites appel à l'énergie chez un aboulique, pour peu qu'il est de bon sens il vous répondra : « Où voulez-vous que je la prenne. » Et il aura raison.

L'homme n'est pas un pur esprit, sa personnalité n'est pas une sorte d'abstraction qui puise dans un monde supra-terrestre ses raisons et sa force au gré de son caprice ou de sa fantaisie. Il est temps que disparaisse enfin cette conception du libre-arbitre, plus funeste encore à notre raison et à notre puissance que le fatalisme lui-même.

La volonté n'agit pas par elle-même, elle n'est pas une force première, elle n'est au contraire qu'une résultante, qu'un effet et non une cause. Dire je veux ce n'est pas créer un état c'est le constater (1).

C'est bien une banalité que de dire que lorsqu'un homme agit c'est qu'il y a en lui des mobiles et des motifs avoués ou cachés qui le font agir. Nos actes ne sont pas autre chose que la manifestation extérieure de notre conscience intime. Exhorter purement et simplement la volonté d'un aboulique à soulever des montagnes, tant vaudrait dire à la balle du pistolet d'atteindre les distances prodigieuses du canon de forteresse.

---

(1) Voir : Ribot, *Les Maladies de la volonté*, page 179.

Que n'augmentez-vous la poudre qui détermine la portée de cette balle ? s'il n'y a au fond de votre pistolet que sciure et poussière votre balle n'ira pas loin, s'il n'y a au fond de votre conscience que phobies, timidités, convictions d'impuissance et désespoir, votre volonté sera bien faible.

A quoi sert donc ce concept de volonté, cette sorte de divinité abstraite et créatrice ? M. le professeur Dubois (de Berne) dit fort bien : « La volonté envisagée comme pouvoir libre disparaît dans la conception déterministe. Nos décisions, nos volitions sont toujours déterminées par des mobiles irrésistibles au moment où la réaction se produit » (1).

La volonté est à notre conscience ce que la chaleur est à la combustion : ravivez le feu de votre conscience et vous aurez la chaleur de votre volonté.

Il n'est d'ailleurs nullement vrai que la neurasthénie soit la disparition de la volonté. C'est une opinion à peu près universellement répandue et c'est même faire preuve de savoir que d'affirmer que la neurasthénie est une suppression de la volonté. Rien n'est plus inexact et il n'est pas difficile de montrer avec quelle obstination, avec quel acharnement, avec quel courage le neurasthénique défend ses convictions et leur obéit.

Les preuves ne manquent pas, il n'y a qu'à puiser dans les exemples les plus ordinaires de notre existence quotidienne. Voyez cette jeune fille très neurasthénique qui se soumet et soumet toute sa famille aux dures exigences de ce qu'elle croit fui être nécessaire et utile. Mademoiselle a remarqué que ses journées sont meilleures si elle s'est couchée de bonne heure la veille et la voilà qui supprime toutes ses veillées, toutes ses soirées, toutes ses distractions. Elle les regrette, elle les envie, elle jalouse même ses amies qui peuvent jouir de ces joies,

(1) Les psychonévroses et leur traitement moral

mais docile à la fixité de sa conviction, soumise avec le plus profond respect à sa foi, elle met à la disposition de son but toutes les ruses, toutes les adresses, toutes les excuses, il n'y a pas d'habileté dont elle soit incapable pour satisfaire sa passion. Et si par malheur elle s'est avisée un jour de s'apercevoir que la maison était trop sonore, que les rires ou la simple causerie des siens dans la pièce voisine l'empêchent de s'endormir avec le calme nécessaire, ce ne sera plus alors sa personne seule ce sera tout le monde qui sera obligé de se soumettre aux exigences de sa volonté, cette simple constatation sera, avec sa fixité et la conviction qui s'attache à elle, un point d'appui formidable pour soutenir une énergie devant laquelle toute la maison devra plier, sous peine de perdre toute tranquillité et tout repos.

Et cet autre neurasthénique engourdi, enfoncé dans son fauteuil, se condamnant lui-même à passer des journées entières dans une oisiveté qu'il appelle repos, faites-lui lire tel livre de médecine où il croira trouver l'explication catégorique de son mal et le voilà aussitôt parti, à la recherche de l'auteur, pour les plus longs voyages, subissant des nuits de chemins de fer à épuiser les plus vaillants. Peu lui importe que la famille soit obligée de « se saigner aux quatres veines » pour venir en aide à ces ruineuses dépenses, peu lui importe les arguments et les raisons qu'on peut lui faire valoir ; pour mettre à exécution son idée il poussera la volonté jusqu'au courage, le courage jusqu'à la dureté. Et c'est de lui qu'on dira qu'il n'a pas d'énergie. Il serait plus juste de dire qu'il a perdu l'équilibre de l'énergie et encore faudrait-il n'attribuer à ce mot aucune idée de cause première et se contenter de vouloir dire par là que le déséquilibre de l'énergie est le symptôme de sa maladie et non la maladie elle-même.

S'en prendre à l'énergie d'un neurasthénique, la secouer, vouloir la diriger, l'utiliser, c'est donc perdre son temps, ce n'est pas elle qui est malade, changer ses convictions voilà le but, le seul vraiment efficace.

Certes, ce n'est pas là chose facile mais pourtant beaucoup de neurasthéniques semblent inconsciemment vouloir vous frayer la route.

Combien rejettent, avec une sorte de sourire dédaigneux, les consolations qui leur sont offertes et croient réduire à néant toutes les recommandations en disant : « Oh ! vous savez, je suis si sceptique ! » Eh ! tant mieux, monsieur, que vous soyez sceptique, si vous savez l'être comme il faut. Le scepticisme, c'est la table rase, c'est le terrain plat sur lequel s'élèvent les plus belles et les plus solides constructions. Si vous l'êtes réellement autant que vous le dites, nous n'aurons pas à démolir de trop vieilles masures pour déblayer le terrain sur lequel nous voulons échafauder l'inébranlable édifice d'une conscience bien équilibrée.

Il n'y a pas de progrès possible sans ce scepticisme-là.

Doutez, Monsieur, doutez. « Le doute est un mol oreiller pour une tête bien faite. » C'est même sur cet oreiller qu'elle a trouvé ses positions les plus stables, c'est sur lui qu'elle a échafaudé ses certitudes les plus irréfutables. C'est par lui qu'elle est arrivée à la notion de la vérité dans la relativité, dans le déterminisme. C'est le doute méthodique qui a produit en science l'esprit d'observation et de critique auquel nous devons nos conquêtes les plus définitives.

C'est un premier pas fait vers la guérison lorsque le neurasthénique en est déjà là, qu'il sait être hésitant sur ses convictions, qu'il saisit et comprend les formes multiples et contradictoires de l'évidence, en un mot lorsqu'il sait être libéral. Le doute méthodique est la porte par laquelle il entrera sur la route de la guérison. Le fanatique étroit et obstiné qui s'acharne sur son opinion, qui défend avec une âpreté invincible sa croyance, sa foi en une idée, en une illusion, celui là fait à sa maladie un rempart d'autant plus solide que son ardeur est plus grande. Pénétrer dans le château fort de cette conscience est fort malaisé.

Mais heureusement, il n'en est pas souvent ainsi et le neurasthénique, même celui qui pense au suicide, a un si ardent désir de guérir qu'il est rarement décidé à refuser toutes les concessions.

CONCLUSIONS

En résumé et pour conclure on peut dire :

1° L'hygiène physique, celle qui ne pense qu'aux moyens matériels pour guérir un état psychique de neurasthénie, n'a aucune action favorable sur cet état.

2° Au contraire, par la fixation de l'attention sur les petits malaises du neurasthénique, elle rend ces petits malaises automatiques, elle en fait l'éducation, elle les fait passer du conscient dans l'inconscient et en quelque sorte les fixe ainsi en un instinct acquis maladif.

3° Il n'est pas nécessaire pour cela d'abandonner l'hygiène physique, mais il ne faut pas lui attribuer plus d'importance, ne pas lui attacher plus d'émotion qu'à celle de l'homme normal.

4° Une hygiène de la sensibilité et de l'intelligence est la seule qui convienne.

5° Si le neurasthénique ne sait pas se tracer lui même cette hygiène, c'est au médecin à lui apprendre cet art de vivre, à la condition qu'il connaisse, lui, l'art de consoler.

INDEX BIBLIOGRAPHIQUE

BARRAS. — Traité sur les gastralgies et entéralgies ou maladies nerveuses de l'estomac et des intestins. Paris, 1820.

BERNHEIM. — Hypnotisme, suggestion, psychothérapie. Paris, 1903.

BRUNSCHWIG. — Introduction à la vie de l'esprit. Paris, Alcan.

CABANIS. — Rapports du physique et du moral de l'homme, 1824.

CAMUS et PAGNIEZ. — Isolement et psychothérapie. Paris, 1904.

CERISE. — De la surexcitation du système nerveux. Mémoire de l'Académie de médecine, 1841.

CHARCOT. — La foi qui guérit, 1897.

DALLEMAGNE. — Physiologie de la volonté.

DELPORTE (Mlle). — Etude médico-psychologique sur les altérations du caractère chez l'enfant. Paris, lib. Boyer, 1901.

DESCURETS. — La médecine des passions.

DUBOIS. — Les psychonévroses et leur traitement moral. Paris, 1904.

— De la nature du nervosisme, XIIIe Congrès international de médecine. Paris, 1901.

— Des troubles gastro-intestinaux du nervosisme. Revue de médecine, 1900.

— Troubles de la sensibilité des états neurasthéniques. J. de neurologie. Paris, 1904.

FAREZ. — L'influence des anniversaires sur les récidives d'une psychonévrose traumatique intermittente. Revue de l'hypnotisme. Paris, 1902.

FEUCHSTERSLEBEN. — Hygiène de l'âme. Baillière, 1904.

FÉRÉ. — La pathologie des émotions.

FLETCHER. — The new menticulture or the a b c of true living. New-York, 1903.

FLEURY (Maurice de). — Traitement de l'état mental neurasthénique.

— Introduction à la médecine de l'esprit. Alcan, 1900.

GRASSET. — L'hypnotisme et la suggestion. Paris, 1903.

— Plan d'une physiopathologie clinique des centres psychiques. Montpellier, 1904.

GUÉRINOT. — Recherches sur les conditions de la douleur. Th. de Lyon, 1899.

HACK TUKE. — Le corps de l'esprit. Paris, Baillière, 1886.

JANET (P.). L'automatisme psychologique. Paris, Alcan.

JANET et RAYMOND. — Les obsessions et la psychasthénie.

LALANNE. — Psychonévrose d'évolution. Rev. méd. de l'Est. Nancy, 1903.

LAVIGE. — Les émotions. Alcan.

LAURENT. — La médecine des âmes.

LAVITH (Sheldon) — Psycho-therapy in the practice of medecine and surgery. New-York, 1903.

LEE (E.-W.). — Psychic healing, or properly speaking, the treatment of disease or supposed disease by mental influence New-York, 1904.

LEMAITRE (Georges). — Les causes morales des maladies. Th. de Paris, 1902.

LÉVY. — Education rationnelle de la volonté, son emploi thérapeutique.

— Sur la délimitation du nervosisme à propos de l'élément douleur. Société de Psychologie, 1901.

LIÉBRAULT. — Thérapeutique suggestive.

MALAPERT. — Le caractère. Paris, 1902.

NORBURY. — The mental disorders of neurasthenia. Springfield Illinois, 1904.

PATRICK. — How not to be nervous. J. Am. Med. Chicago, 1903.

PAYOT. — L'éducation de la volonté. Paris, Alcan.

POUCEL. — La psychothérapie dans l'intervention chirurgicale. Th. de Montpellier, 1904.

RAUH. — De la méthode dans la psychologie des sentiments. Paris, 1899.

REDLICH. — Ueber Psychosen bei Neurasthenikern. Wien Med Press., 1902.

RÉVEILLÉ-PARISE. — Hygiène de l'esprit. Baillière, Paris.

REGNAULT. — Influence du moral sur le physique. Revue, mai 1903.
RIBOT — Maladies de la volonté.
— Psychologie de l'attention.
— Maladies de la personnalité.
— Logique des sentiments.
SCIAMAMA — Le psicosi nevrasthenice. München. Med. Wehns, 1902
THOMAS. — L'éducation des sentiments. Paris, 1898.
VASCHIDE et VURPAS. — Contribution à l'étude de la fatigue mentale des neurasthéniques. Soc. de Biologie. Paris, 1903.
VAN RENTHERGHEM. — Psychothérapie, 1894.
VOGT (A.). — Communication de psychiatrie sur la neurasthénie Norst Mag. f. Lœgevidensk. Christiania, 1903.
ZBINDEN — Neurasthénie et Psychothérapie. Genève, 1902.

www.ingramcontent.com/pod-product-compliance
Lightning Source LLC
LaVergne TN
LVHW050432160826
845677LV00002BA/667

* 9 7 8 2 3 2 9 6 8 1 0 9 2 *